Doch die Gedanken bleiben

Die Geschichte einer Abtreibung

Helen Rose

AF201042

Doch die Gedanken bleiben

Die Geschichte einer Abtreibung

von Helen Rose

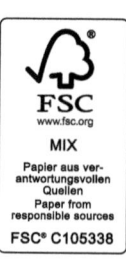

Bibliografische Information der Deutschen Nationalbibliothek:
Die deutsche Nationalbibliothek verzeichnet diese Publikation
in der Deutschen Nationalbibliografie; detaillierte
bibliografische Daten sind im Internet über http://dnb.dnb.de
abrufbar.

Herstellung und Verlag:
BoD – Books on Demand, Norderstedt

Buchcoverdesign: Sarah Buhr/ www.covermanufaktur.de
unter Verwendung von Bildmaterial von Konstantin;
Aleshyn_Andrei / Shutterstock

ISBN: 978-3-7481-6391-6

Widmung

Stark ist nur der,
der auch Schwäche zeigen kann.

Dieses Buch ist all jenen gewidmet, die versuchen Kraft für eine schwerwiegende Entscheidung zu schöpfen.

Den Frauen, die sich vielleicht gerade jetzt in dieser Situation befinden oder denen, die alles schon einmal hinter sich gebracht haben und ihre Entscheidung hinterfragen. Für alle, die sich damit allein fühlen, weil es ein gesellschaftliches Tabu ist und man mit kaum einer Menschenseele ohne Vorurteile darüber reden kann.

Das Buch kann weder einen Rat geben, noch eine Entscheidungshilfe sein. Es stellt lediglich meine persönliche Erfahrung und den Umgang damit dar. Es soll sensibilisieren und Aufschluss geben, vielleicht dem einen oder anderen Psychologen Sichtweisen, Gedanken und Gefühle zu diesem Thema aufzeigen, um besser darauf eingehen zu können. Ich möchte euch einfach meine Geschichte erzählen, damit ihr vorbereitet seid, auf das, was euch im Fall der Fälle erwartet, da ich anfangs nie gedacht hätte, dass dies so ein weiter Weg sein würde, sprichwörtlich und auch emotional gesehen.

Es war wahrhaftig nicht einfach.

Der Anfang vom Ende

Nicht, was wir erleben,

sondern wie wir empfinden, was wir erleben,

macht unser Schicksal aus.

Chaos pur, so könnte man wohl mein Leben beschreiben, in der Zeit, in der du in mein Leben getreten bist. Ich war frisch von meinem Ehemann getrennt und hatte mich Hals über Kopf in deinen Vater verliebt. Zudem hatte ich schon zwei Kinder, zwei wunderbare Mädchen im Alter von 6 und 2 Jahren, die mir jeden einzelnen Tag meines Lebens zu versüßen wussten.

Ich hatte einen Job, den ich liebte, der mich jedoch, völlig auf mich allein gestellt, im Moment nicht über Wasser halten könnte. Bei deinem Dad sah das leider ähnlich aus.

Zu diesem Zeitpunkt waren wir erst seit wenigen Wochen zusammen gewesen und keiner von uns hätte wohl je daran gedacht, dass so etwas passieren würde. Tief in mir drin hatte ich es jedoch bereits geahnt. Die latente Übelkeit am Vormittag, der dadurch ausgelöste verringerte Appetit, der plötzlich auftretende abstoßende Geruch von Duftkerzen, den ich vorher so mochte, ja selbst die Zigarette schmeckte abscheulich. Doch wenn man etwas nicht will, kann man es ausgezeichnet ignorieren. Wenigstens für eine Weile. Nämlich genau so lange, bis man schon drei Tage auf das Eintreten seiner Periode wartet, die dann eben doch nicht vorhat, zu erscheinen.

Ich war der festen Überzeugung, dass es nicht sein konnte, immerhin hatten wir nicht mal innerhalb meiner fruchtbaren Tage miteinander geschlafen. Es war nicht möglich. Punkt.

Wie gut, dass es Freundinnen gibt, die sich mit diesem Punkt nicht zufrieden geben, denn sonst hätte ich wahrscheinlich noch ewig weiter ignoriert, was mittlerweile völlig offensichtlich war.

Kurzerhand fand ich mich bei der Arbeit auf der Damentoilette wieder und pinkelte auf eben jenen Streifen, der mir gleich vor Augen führen sollte, was ich partout nicht sehen wollte.

Zartrosa färbte sich der zweite Streifen, kaum sichtbar mit bloßem Auge. Könnte auch ein Fehler sein, hatte ich gedacht. Schließlich sind diese Tests nicht immer zu hundert Prozent zuverlässig, nicht wahr? Gleich morgen früh werde ich einen neuen machen. Einen richtigen, einen teuren, wenn schon, dann wenigstens mit Wochenbestimmung. Genau so und nicht anders.

So hatte ich mich noch einen weiteren Tag in Sicherheit gewogen. Einen weiteren Tag, um deinen Vater einzuweihen, ihm zu erzählen, was los wäre und mich nicht mit diesem Gedanken beschäftigen zu müssen.

Gleich nach der Arbeit besorgte ich einen neuen Test, versteckte ihn in meiner Handtasche, holte meine Kinder ab und fuhr nach Haus, wo wir immer noch alle zusammen gewohnt hatten.

Ich würde es heimlich tun müssen, das war mir bewusst. Entweder, bevor alle aufstehen oder nachdem er aus dem Haus war. Immerhin sollte man ja den Morgenurin verwenden.

Der restliche Tag zog sich wie festgeklebter Kaugummi an einer Schuhsohle, ich konnte an nichts anderes denken, als an das womögliche Ergebnis. Was, wenn es wirklich so sein würde? Was, wenn der Test nun positiv ausfallen würde?

Tausende Gedanken prasselten bereits jetzt auf mich ein, wie kalter Regen. Es nützte nichts, ich musste bis zum nächsten Morgen abwarten.

An diesem Abend ging ich früher als sonst zu Bett, weil ich mir ohnehin nicht weiter das Hirn zermartern konnte, zu einer Frage, auf dessen Antwort ich bis morgen warten musste.

***

Ich wünschte tatsächlich, die Nacht wäre etwas länger gewesen. Da lag ich nun grübelnd in meinem Bett und überlegte, ins Bad zu gehen und es hinter mich zu bringen, doch ich beschloss, es später in Ruhe zu tun, nicht in ständiger Erwartung, dass jeden Augenblick jemand an der Tür rütteln könnte. Ich würde dabei auf jeden Fall einen Moment für mich brauchen. Oder zwei, oder drei. Also stand ich auf und begann meinen Tag erst einmal wie immer, nur ohne pinkeln zu gehen.

Ich frühstückte, machte Brote für die Kinder, machte mich fertig, zog die Kinder an und brachte sie in den Kindergarten.

Wieder daheim holte ich die Schachtel mit dem Schwangerschaftstest aus meiner Tasche, packte ihn aus und ging damit nach oben ins Bad. Nun war es also soweit. Nun würde ich gleich erfahren, ob der erste Test gelogen hatte oder ob rosa nun mal rosa ist, egal wie blass der Streifen auch sein sollte.

Die Minuten zogen sich wie endlose Sekunden. Ich hatte schon einmal mein Handy geholt, teilte deinem Vater mit, dass der Test laufen würde. Er hatte mich gebeten, ihm sofort zu schreiben.

„Und?", fragte er. Zögerlich drehte ich den Test um, den ich absichtlich mit dem Sichtfenster nach unten auf die Ablage gelegt hatte. Ich las die Zeilen immer und immer wieder, tippte sie schlussendlich in mein Telefon und schickte sie ab.

„Schwanger..."

Das konnte doch einfach nicht wahr sein.
„OK", sandte er zurück. OK?? Was bitte konnte daran ok sein? Ich setzte mich auf den Klodeckel und atmete ein paar Mal tief ein und wieder aus, schloss die Augen und versuchte, mich zusammenzureißen. Etwas besseres fiel mir zu diesem Zeitpunkt nicht ein. Ich war also schwanger. Ok.

Die Gewissheit

Nicht immer kann Wahrheit
Erleuchtung bringen.
Manchmal birgt sich Dunkelheit in ihr.

Kurzerhand beschloss ich, meinen Frauenarzt anzurufen und um einen Termin zu bitten. Ich sagte, dass ich schwanger sei und nicht sicher wäre, ob ich es behalten könnte.

Die Arzthelferin fragte, ob ich denn zeitnah einen Termin wünsche oder noch etwas warten möchte, bis man etwas sehen würde. Was für eine Frage. Warum bitte sollte ich warten wollen, bis ich es mit meinen eigenen Augen sehen könnte? Diese Frau war eindeutig verrückt.

„Zeitnah", wiederholte ich nachdrücklich.

Drei Tage später sollte es soweit sein. Bis dahin wollte ich mich für eine Option entschieden haben. Natürlich nicht, ohne vorher mit deinem Vater darüber gesprochen zu haben.

Bei der Arbeit konnte ich mich kaum konzentrieren. Ständig regierte dieses Hochgefühl, was ich bereits aus meinen anderen beiden Schwangerschaften der Mädchen kannte, dicht gefolgt von Angst und schlussendlich Unsicherheit. Ich liebte doch Kinder, wäre es wirklich eine Option, es nicht zu wollen? Was würde ein drittes Kind denn schon ausmachen? Sagten die Mütter nicht eh immer, das dritte und vierte würden nur noch mitlaufen und sich alles bei den größeren Geschwistern abgucken? Doch eigentlich ging es gar nicht darum, dass ich dich nicht wollen würde, denn das tat ich, ich wollte dich. Es waren die Umstände, die mir meine Zuversicht nahmen. Und dein Vater sah das ganz ähnlich.

„Ich würde gerne" oder „Ich hätte es so gern mit dir, aber..." bestimmten unsere Unterhaltung. Denn im Grunde war es doch so, dass wir dir beide nicht sehr viel hätten bieten können.

Er hatte kein Geld und ich ebenso wenig. Eine eigene Wohnung war zu diesem Zeitpunkt noch undenkbar zu finanzieren, da wir beide in einer Reihe von Schwierigkeiten gesteckt haben und er außerdem bei seinen Eltern wohnte.

Ich zahlte meinem Exmann viel zu viel für die derzeit noch gemeinsam bewohnte Doppelhaushälfte, einfach um Streit aus dem Wege zu gehen. Er und ich hatten beschlossen, bei unserer Scheidung das Wechselmodell zu berücksichtigen, bei dem keiner von uns einen Anspruch auf Unterhalt haben würde, da die Kinder zu gleichen Teilen abwechselnd bei jedem von uns wohnen würden. Prinzipiell war das in Ordnung für mich, da er genauso Vater seiner Kinder war, wie ich nun mal Mutter. Weshalb sollte er seine Töchter also nicht genauso oft sehen dürfen? Doch finanziell gesehen würde diese Vereinbarung meinen Untergang bedeuten, da ich wesentlich mehr Verpflichtungen hatte als er, mir zusätzlich eine eigene Wohnung suchen müsste und auch das Spritgeld zu meiner Arbeit sein Übriges dazu tun würde.

Mal davon abgesehen, was Kinder sonst noch für Kosten mit sich bringen. Dein Vater dachte noch einen Schritt weiter, denn würdest du innerhalb der noch „Ehe" geboren werden, würde die Vaterschaft automatisch meinem Exmann anerkannt werden, da dies bei verheirateten Paaren rein rechtlich gesehen nun mal so sei. Ein Aspekt, an den ich bisher überhaupt noch nicht gedacht hatte.

Wir waren sehr traurig darüber, wie das alles gekommen war. Keiner von uns legte sich fest, jeder versank in seine eigenen Gedanken und doch lag die einzige Lösung schwer und greifbar in der stickigen Luft. Abtreibung. Ich wollte es nicht. So etwas wollte ich nie. Bereits jetzt tat es mir unendlich Leid.

Immer wieder ging ich am Wochenende alles gedanklich durch, versuchte Lösungen zu finden, wo keine waren. Fragte mich, wie es nur soweit kommen konnte. Ich gehörte doch nicht zu diesen Menschen, die ein beginnendes Leben einfach so auslöschen würden. War ich nicht immer so was von dagegen gewesen? Habe ich nicht selbst immer gesagt, dass ich Leute nicht verstehen würde, die so etwas tun? Dass es immer auch eine andere Option geben würde? Nur eben genau in diesem Moment fiel mir keine andere ein.

Es war zum Verrückt werden.

***

Heute nun sollte es soweit sein. Der Termin bei meinem Frauenarzt stand an und ich hatte bereits jetzt wahnsinnige Angst davor. Was er sagen würde, wie er mich ansehen würde. Ich schämte mich für das, was ich im Begriff war, zu tun und hoffte, das alles schnell hinter mich bringen zu können. Am Besten so, dass ich keine Gelegenheit mehr haben würde, großartig darüber nachzudenken. Mir wurde schlecht bei dem Gedanken daran.

Ich ging durch die Tür bis zur Anmeldung, sagte,

dass ich einen Termin haben würde, reichte der Arzthelferin meine Karte und wartete, was als Nächstes passieren würde. Mein Herz schlug mir bis zum Hals, noch immer war mir speiübel. Sie gab mir meine Karte zurück und stellte einen Becher auf die Theke.

„Urinprobe bitte ! Mittelstrahl."

Obwohl ich in den letzten Tagen öfter als mir lieb war die Toilette aufgesucht hatte, musste ich jetzt gerade eigentlich nicht. Doch es würde schon reichen.

„Nehmen Sie bitte noch einen Moment im Wartezimmer Platz", verwies sie mich freundlich mit einer leichten Handbewegung in den Nebenraum.

Überall lagen Zeitschriften über die „schönsten neun Monate" im Leben einer Frau. Gratis-Boxen zum Mitnehmen für werdende Mütter und der Hinweis auf ein mögliches 3D Ultraschallvideo gegen ein ordentliches Entgelt.

Ich hätte buchstäblich kotzen können. Ich wollte einfach nur hier raus und zwar schnell.

Als hätte sie meine Gedanken gehört, kam die Arzthelferin durch die Tür und bat mich, ihr zu folgen. Sie führte mich ins Untersuchungszimmer und sagte, ich solle mich schon mal untenrum frei machen. Gesagt, getan. Ich setzte mich schon mal

auf den mir wohlbekannten Stuhl und betrachtete die Instrumente, den Bildschirm, das Ultraschallgerät, welches schon so oft meinen Bauch
in vorangegangenen Schwangerschaften berührt
hatte.

Erinnerungen stiegen in mir auf und mit ihnen
auch das Wasser in meinen Augen. Ich schluckte,
atmete einmal tief durch, bevor seine Stimme das
Zimmer durchdrang.

„Guten Morgen. Wie geht es Ihnen?" Er reichte
mir die Hand und lächelte dabei.

„Es könnte besser sein", gab ich zurück.

„Die Schwangerschaft war ungeplant?"

Ich nickte.

„Nun ja, wir konnten eine Schwangerschaft in Ihrer Urinprobe nachweisen. Ich würde gern einmal
einen Ultraschall machen, um zu sehen, ob alles
seine Ordnung hat. Anschließend können wir uns
Ihre Optionen ansehen."

Ich nickte stumm.

Mein Blick haftete am Monitor während er alles
dokumentierte und speicherte. Meiner Ansicht
nach konnte man noch nicht wirklich etwas er-
kennen. Er zeigte auf einen winzigen Punkt.

„Das ist es."

Wieder schossen mir Tränen in die Augen. Das

war es also. Dieser winzig kleine Punkt sorgte für solch ein Chaos in meinem Leben.

„Den Berechnungen nach sind Sie etwa in der fünften Schwangerschaftswoche."

Der fünften? Also bereits im zweiten Monat. Meine Güte.

„Vier plus vier genauer gesagt."

Ich nickte wieder.

„Soweit ist alles in Ordnung. Sie können sich wieder anziehen und dann reden wir drüben weiter."

Meine Gedanken überschlugen sich. Ich zog mich an, ging durch die Tür, die die beiden Räume trennte und setzte mich auf den Stuhl.

„Ich habe hier einige Informationsunterlagen für Sie", sagte er und legte sie vor mir auf den Tisch. Ein kurzer Blick huschte darüber, ehe er weitersprach.

„In diesen Einrichtungen in der Umgebung können Sie den Schwangerschaftsabbruch durchführen lassen. Wenn Sie möchten, dass die Kosten übernommen werden, müssen Sie mit ihrer Krankenkasse Kontakt aufnehmen. Man wird den Antrag dort gemeinsam mit Ihnen ausfüllen und in der Regel sofort berechnen und genehmigen.

Außerdem müssen Sie sich einem Beratungsgespräch unterziehen, Adressen hierfür finden Sie in den Unterlagen oder im Internet. Nach dem Gespräch werden Sie einen Beratungsschein bekommen, den Sie später zum Eingriff mitnehmen müssen, genauso die Kostenübernahmebescheinigung der Krankenkasse. Über alles weitere wird Sie die Einrichtung ihrer Wahl informieren. Sie sollten sich vorab schon mal im Internet etwas schlau machen über den Abbruch Ihrer Wahl. Dort gibt es verschiedene Möglichkeiten, die Ihnen aber auch bei dem Beratungsgespräch näher erläutert werden. Haben Sie Fragen?"

Ob ich Fragen habe? Ist das sein Ernst? Ich hatte tausend Fragen, ich hatte nicht mal alles verstanden, was er mir in einer Minute, scheinbar auswendig gelernt, vorgetragen hatte. Dennoch schüttelte ich den Kopf.

„Sie müssten noch einmal wiederkommen, um eine intakte Schwangerschaft nachweisen zu können, ungefähr in der sechsten, siebten Woche. Erst dann wird die Krankenkasse bereit sein, zu übernehmen. Das Gespräch können Sie schon vorher veranlassen."

Ich hatte ernsthaft gedacht, er will mich auf den Arm nehmen. Noch weitere zwei Wochen sollte ich diese Situation aushalten? Es in mir tragen? Sich entwickeln lassen, um es anschließend zu töten? Dieser Gedanke war einfach nur unerträglich. So hatte ich mir das bestimmt nicht vorgestellt.

Er gab mir einen Termin, reichte mir zum Abschied die Hand und ließ mich somit allein. Mit meinen Gedanken, mit den Unterlagen, der Gewissheit, dass ich alles auf eigene Faust regeln musste, einfach mit allem. Ich ging durch die Tür, öffnete mein Auto und saß einige Minuten einfach nur geschockt da, ehe ich die Unterlagen im Handschuhfach verstaute, die Klappe zu donnerte und zur Arbeit fuhr.

Die Arbeit

Nicht alle sind glücklich,

die glücklich scheinen.

Manche lachen nur,

um nicht zu weinen.

Es war verdammt schwer, bei der Arbeit zu sein und so tun zu müssen, als wäre nichts. Normalerweise wäre ich himmelhochjauchzend herumstolziert, hätte den ganzen Tag nur gegrinst und die Nase vor lauter Glückseligkeit ganz weit oben getragen. Aber so war es nicht. Nicht im Geringsten.

Oft war mir sehr übel, zwei oder drei Mal musste ich mich sogar übergeben. Es war wahnsinnig schwer, dies relativ unbemerkt hinter mich zu bringen, wussten ja nur ganze zwei Menschen bei der Arbeit davon. Dein Vater und meine Freundin. Ich hasste es.

In den Pausen rauchte ich wie immer, trank hin und wieder eine Dose Energy, aß nicht besonders viel oder gesund. Hätte ich dich behalten, hätte ich meine Gewohnheiten sofort geändert. Aber so war es nicht.

In Gedanken entschuldigte ich mich oft bei dir dafür. Was natürlich nicht in Relation dessen stand, was ich dir noch antun würde. Ich sagte mir immer wieder, dass das doch alles Blödsinn wäre, du mich eh nicht hören konntest, immerhin warst du, wenn überhaupt, nur ein kleiner Zellhaufen, aus dem vielleicht etwas heranwachsen würde.

Und selbst das sei in den ersten drei Monaten eh immer sehr ungewiss, da die Fehlgeburtenrate dort am Höchsten ist. Also vielleicht würde sich das alles auch ganz von allein und ohne mein Zutun regeln. Geglaubt habe ich natürlich nicht daran.

Da ich beruflich im Einzelhandel tätig bin, war ich täglich mit Müttern und ihren Kindern konfrontiert. Musste mir ansehen, wie sie ihre Babys mit dem Kinderwagen durch den Laden schoben, wie die Väter versuchten, sie in den Sitzschalen vom Geschehen abzulenken und Grimassen schnitten oder ihre Sprache nachmachten. Plötzlich kam es mir vor, also wäre jeder um mich herum schwanger.

So viele Frauen mit dickem Bauch hatte ich selten wahrgenommen, doch gerade jetzt war ich scheinbar darauf sensibilisiert gewesen. Es war fürchterlich, zu wissen, dass ich eben genau das nicht haben würde und ich selbst daran die Schuld tragen würde. Konnte ich das wirklich mit mir selbst vereinbaren? Würde ich es nicht mein ganzes Leben lang bereuen? Fragen über Fragen, doch die Antworten würden sich mir wohl erst nach dieser Sache offenbaren.

Es war schwer, deinen Vater jeden einzelnen Tag in dieser Zeit zu sehen. Ich fragte mich oft, was wohl in seinem Kopf vorging, ob es ihm damit genauso gehen würde wie mir, ob er sich dieselben Fragen stellte oder eher rational damit umgehen würde.

Bei der Arbeit konnten wir dieses Thema ja nicht anschneiden. Jeden Moment könnte jemand um die Ecke kommen und es hören. Zudem versuchte ich jeden Tag, mich zusammenzureißen und zu lächeln, auch wenn mir nicht danach war. Ignorieren konnte man das alles ja nun wirklich nicht.

An einem Tag standen Reduzierungen auf unserem Tagesplan, ich weiß noch, wie lange ich mich an den Babyklamotten aufgehalten habe. Die Bemerkungen meiner Kolleginnen, wie mega süß die Sachen doch wären und dass man da ja gleich nochmal Lust auf Nachwuchs bekommen würde, stießen bei mir auf taube Ohren, gewannen mir höchstens ein gezwungenes Lächeln ab.

Eine Mitarbeiterin fragte mich, was los wäre. Ich würde gar nicht mehr so strahlen wie sonst. Tja, wie sollte ich auch strahlen. Ich sagte ihr nichts. Sowie ich auch in den nächsten Tagen und Wochen nichts sagte.

Ich war so müde und antriebslos wie selten in meinem Leben. Gerade nach der Arbeit hätte ich mich am Liebsten hingelegt, doch mit zwei Kindern zu Hause gestaltete sich dies immer etwas schwierig, wodurch ich mich einmal mehr fragte, ob ich das mit drei Kindern zum jetzigen Zeitpunkt überhaupt schaffen würde, wo ich schon jetzt am Tagesende immer ziemlich kaputt war.

Zu Hause

Man trägt viel im Herzen,
was man einem anderen Menschen
nie mitteilen kann.

Home sweet home. So heißt es doch, nicht wahr? Nun ja, im Moment konnte ich dem nicht im Geringsten zustimmen. Mein Exmann, immer noch wütend und traurig über meinen Entschluss, ihn zu verlassen, machte mir das Leben buchstäblich nicht einfach. Er tat einfach gar nichts mehr.

Nicht, dass er vorher viel getan hätte aber nun stand ich wirklich mit sämtlichen Dingen alleine da. Sei es die Wäsche, der Haushalt, Müll raus bringen, einkaufen, essen kochen, die Kinder bettfertig machen, einfach alles blieb im Moment an mir hängen.

An ein Gespräch darüber war gar nicht zu denken, da er sonst eh gleich wieder ausgeflippt wäre. Einerseits schrieb er mir jeden Tag Nachrichten, wie sehr er mich lieben würde, dass ich das alles doch nicht einfach so wegschmeißen könnte, ich an die Kinder denken müsste, die so etwas nicht verdient hätten, andererseits bombardierte er mich mit Sätzen wie: „Geh doch zu deinem Stecher und lass es dir besorgen" oder stellte mich vor unseren Kindern als Schlampe dar. Nicht gerade die feine englische Art, um seine Wut zu kompensieren und mir setzte dies wahnsinnig zu. Es war keine Entscheidung Hals über Kopf gewesen. Schon lange hatten wir Probleme in unserer Ehe, schon oft hatte ich unter Tränen vor ihm gestanden und meine Bedenken geäußert. Nun konnte er mit der Konsequenz daraus, dass sich nie etwas geändert hatte, nicht umgehen.

Alles fing mit der meiner zweiten Schwangerschaft an, die er plötzlich nicht mehr gewollt hatte obwohl wir vorher darüber geredet hatten. Er zeigte keinerlei Interesse an ihr, berührte weder meinen wachsenden Bauch, noch sprach er mit dem Baby oder kam mit zu Untersuchungen, schließlich wäre es ja dasselbe gewesen wie bei meiner ersten Schwangerschaft.

Dies sollte sich auch nach der Geburt erst einmal nicht ändern. Wenn ich ihn bat, die Kleine zu wickeln, gab er sie mir zurück mit der Erklärung, dass er das nicht könne und eh noch etwas anderes zu tun hätte.

So fühlte ich mich die ganze Zeit wahnsinnig allein und unverstanden. Daran, mal wieder rauszugehen, Freunde zu treffen oder etwas essen zu gehen, war gar nicht zu denken. Jedes Mal machte er mir ein schlechtes Gewissen, sodass ich meine Bedürfnisse irgendwann einfach auf Eis gelegt hatte. Gespräche ließen nach, Zweisamkeit gab es nicht, da er nur widerwillig bereit war, die Kinder woanders unterzubringen und um gemeinsam mit den Kindern etwas zu machen, fehlte ihm meist die Lust.

Also ging ich allein oder nutzte solche Tage, um mich mit Freunden dort zu verabreden, wo ich mit den Kindern hingehen würde. Schlussendlich lebten wir uns einfach auseinander, wurden Fremde im eigenen Haus, die sich nicht mehr verstanden.

Für mich gab es kein Zurück. Seit meiner Entscheidung lebten wir nun jeder unser eigenes Leben mit hin und wieder Versuchen seinerseits, sich mir wieder anzunähern, doch was schon lange kaputt war, lässt sich nicht einfach so wieder reparieren. Und wenn die Gefühle fehlen, bringt es auch nichts, an etwas festzuhalten.

Ich hatte oft etwas mit den Kindern unternommen und sei es nur Fahrrad oder Inlineskater fahren. An einem Tag sind wir zum Jahrmarkt gegangen. Auf dem Rückweg hielt meine Große inne und sagte, sie würde mich gern mal etwas fragen.

„Du kannst mich alles fragen", gab ich zurück.

„Mama, hast du ein Baby im Bauch?"

Ich war so schockiert von dieser Frage, dass ich

bestimmt eine Minute lang nichts gesagt hatte.

„Wie kommst du denn darauf?", fragte ich zurück.

„Naja, dein Bauch sieht irgendwie anders aus und du bist immer so müde." Auf was Kinder alles achten.

„Nein mein Schatz, da ist kein Baby in meinem Bauch." Ich hatte sie das erste Mal angelogen. Aber was hätte ich sonst sagen sollen?! Sie blickte auf ihre Schuhe und zog ein trauriges Gesicht.

„Schade", murmelte sie.

„Wieso schade?"

„Ich hätte gern noch ein Geschwisterchen gehabt!", antwortete sie.

Ich auch mein Schatz, ich auch.

Auch zu Hause war es äußert anstrengend gewesen, die Schwangerschaftssymptome zu verstecken. Gerade die Morgenübelkeit machte mir von Tag zu Tag mehr zu schaffen. Ich stellte meinen Wecker etwas früher, damit ich nach dem Aufwachen noch etwas liegenbleiben und einen Schluck trinken konnte, doch dies half nur bedingt. Meistens endete es mit ein paar Bissen Toast und einer weiteren halben Stunde auf der Couch liegen, bis mein Kreislauf sich stabilisierte und die Übelkeit etwas zurückging,

Ich wollte mich auf keinen Fall übergeben, da man dies mit Sicherheit gehört hätte. Zwar hätte ich dann immer noch von einer Magen-Darm-Erkrankung reden können aber es wäre seltsam gewesen, dann doch zur Arbeit zu gehen. Mein Exmann durfte unter keinen Umständen herausfinden, was los war.

***

Die Tage zogen sich elendig.
In dieser Zeit hatte ich viel mit meinen Freundinnen über das Ganze gesprochen. Drei an der Zahl. Sie hörten mir zu, urteilten nicht, versuchten auch nicht, mir eine der Möglichkeiten einzureden.

Eine davon war von Anfang an für diese Entscheidung, bestärkte mich auch nicht, eine andere Lösung in Betracht zu ziehen, weil es ihrer Ansicht nach das einzig Richtige wäre, in unserer Situation. Eine Andere kam zu demselben Schluss, meinte aber auch, dass ich es schaffen würde, wenn ich es nun doch bekommen sollte, weil ich ihrer Aussage nach eine wundervolle Mutter sei.

Und die Dritte hoffte einfach nur, dass ich nicht an meiner Entscheidung zerbrechen würde, weil sie nun mal wusste, wie emotional ich bin.

Sie gaben mir die Kraft, das alles durchzustehen, egal wie ich mich auch entscheiden würde, genau wie dein Vater. Er würde in jeder meiner Absichten hinter mir stehen, bedrängte mich zu keiner Zeit. Immer wieder gingen wir die Optionen durch, aber kamen nur zu einem Ergebnis.

Gern hätte ich mich noch einer vierten Freundin anvertraut, da diese jedoch seit längerer Zeit schon erfolglos versuchte, mit ihrem Partner ein Baby zu zeugen, erschien mir der Zeitpunkt dafür weniger gut.

An meine Familie dachte ich in keinem Augenblick. Sie hätten es nicht verstanden, mir gar Vorwürfe gemacht oder auf mich eingeredet, dessen war ich mir sicher. Wenn sie es überhaupt erfahren würden, dann erst danach. Wenn es vorüber sein würde.

Ich hatte allen erzählt, dass ich Zysten an den Eierstöcken hätte und mir diese in einem ambulanten Eingriff entfernen lassen würde. So auch meinem Exmann. Außerdem bat ich ihn, mit den Kindern an diesem Wochenende seine Eltern zu besuchen, damit ich mich etwas davon erholen könnte.

Ich hatte gelogen, aber was hätte ich in dieser Situation sonst tun sollen? Gerade er durfte es niemals erfahren. Ich konnte mir nicht im Geringsten ausmalen, wie er reagiert hätte. Und ich wollte es auch nie herausfinden.

***

In diesen Tagen vereinbarte ich nun das unausweichliche Beratungsgespräch, genau einen Tag nach dem erneuten Termin bei meinem Frauenarzt. Eine Beratungsstelle, in der Nähe meiner Arbeit, hatte ich im Internet gefunden. Ich fragte am Telefon nach, wie lange es wohl dauern würde, um während meiner Pause dort hingehen zu können. Mit einer dreiviertel Stunde sollte ich je nach Gesprächsverlauf schon rechnen. Ich war aufgeregt und hatte Angst, was mich bei diesem Gespräch erwarten würde. Ob sie versuchen würden, es mir auszureden, was sie mich fragen würden. Aber schon bald würde es ja soweit sein. Zuerst stand mein zweiter Termin beim Gynäkologen an, um eine intakte Schwangerschaft nachzuweisen, um sie dann wiederum abbrechen zu lassen. Surreal und verrückt.

Die intakte Schwangerschaft

Der Kummer, der nicht spricht,

nagt leise an dem Herzen,

bis es bricht.

Um 10.30 Uhr sollte es soweit sein. Heute würde ich dich zum letzten Mal sehen können, bevor ich dir die Möglichkeit eines weiteren Lebens wegnehmen würde. Ich war den ganzen Morgen schon sehr traurig und schwermütig und fragte mich, warum ich mir das noch einmal antun musste, doch Gesetz war nun mal Gesetz und da ich die Überweisungsscheine und den Nachweis benötigte, blieb mir wohl kaum etwas anderes übrig.

Mit einem mulmigen Gefühl öffnete ich die Tür. Aus dem Augenwinkel sah ich bereits den Becher, beschriftet mit meinem Namen, auf der Theke stehen.

„Guten Morgen. Ich bräuchte noch einmal ihre Versichertenkarte für die Überweisung", sagte die Arzthelferin und streckte mir ihre Hand entgegen.

„Morgen", entgegnete ich und reichte sie ihr.

„Sie können bitte schon einmal den Becher befüllen und anschließend noch einen Moment im Wartezimmer Platz nehmen", sagte sie freundlich.

Gesagt, getan. Und wieder saß ich in diesem Raum, der einen stets daran erinnerte, weswegen man normalerweise herkommt. Noch immer zweifelte ein Teil von mir meine Entscheidung an, ich hoffte, hier heute schnell wieder gehen zu können.

„Kommen Sie bitte mit?", fragte dieses Mal eine andere Arzthelferin. Ich stand auf und ging ihr ins Untersuchungszimmer nach.

„Sie können sich dann schon mal frei machen. Er wird gleich kommen." Nachdem ich mich ausgezogen hatte, setzte ich mich abermals auf den Rand des Stuhls und atmete tief durch.

„Guten Morgen!"

„Guten Morgen", erwiderte ich.

„Ich nehme an, es ist bei Ihrer Entscheidung geblieben?" Ich nickte.

„Haben Sie die Unterlagen durchgesehen und sich mit den Möglichkeiten vertraut gemacht?"

„Ja, habe ich."

„Haben Sie noch Fragen dazu?"

Ich schüttelte den Kopf.

„Na dann werden wir mal. Sie müssen nicht hinsehen, wenn Sie nicht wollen." Doch das wollte ich. Ich zwang mich dazu, damit ich mir auch völlig im Klaren darüber sein würde, was ich da tat.

Im Grunde sah man nicht allzu viel. Eine größere Kugel, die in meiner Gebärmutter lag. Trotzdem machte sich eine Träne bereit, aus meinem Auge zu tropfen.

„Es ist normal entwickelt. In der siebten Woche. Das Herz hat begonnen, zu schlagen."
Ich konnte es sehen, den pulsierenden, in rot dargestellten Herzschlag des Kleinen. Verdammte Scheiße, das hätte er ja nun wirklich nicht verdeutlichen müssen.

Spätestens jetzt hatte ich das Gefühl, ich würde töten. Was für eine dämliche Regel war das bitte, so lange warten zu müssen. Schwanger ist schwanger, verdammt. Ich hatte einen fetten Kloß im Hals. Am Liebsten wäre ich genau jetzt im Erdboden versunken und nie wieder heraus gekommen.

„Sie können sich wieder anziehen. Ich warte drüben."

„Hier sind Ihre Überweisungspapiere. Die müssen Sie unbedingt zu dem Eingriff mitnehmen. Haben Sie sich schon für eine Einrichtung entschieden?"
„Ja hab ich", glaubte ich zumindest.
„In Ordnung. Sollten Sie nach dem Eingriff Probleme oder Fragen haben, melden Sie sich bitte

und kommen Sie etwa vierzehn Tage danach zur Kontrolle wieder."

„Danke", erwiderte ich knapp und verabschiedete mich.

Mit aller Macht versuchte ich, gerade Erlebtes hinunter zu schlucken, die Tränen zurückzudrängen, die immer wieder versuchten, sich einen Weg nach draußen zu bahnen. Schlimmer kann es kaum werden, dachte ich. Ich schrieb deinem Vater, dass dein Herz bereits begonnen hatte, zu schlagen. Er war ebenso wenig begeistert davon, wie ich. Doch blieb uns keine andere Wahl, als es nun durchzuziehen.

Ich dachte an meine Kinder. Wie sie es wohl auffassen würden, dass ich ihren Vater verlassen habe, dort noch wohnen aber von einem anderen Mann schwanger sein würde. Sie würden es nicht verstehen. Es wäre zu viel für sie, mal ganz abgesehen von meinem Exmann, der mich wahrscheinlich achtkantig rausgeworfen hätte. Es hatte einfach alles keinen Sinn. Egal, wie man es auch drehte und wendete, nichts davon war richtig und dennoch war alles falsch. Ich war so dermaßen durcheinander und durch mich selbst verletzt, dass ich nicht wusste, wohin mit mir, also fuhr ich erst mal nach Hause.

Schlussendlich musste ich nun alles in die Wege leiten. Die intakte Schwangerschaft war bestätigt. Morgen würde das Beratungsgespräch stattfinden, anschließend würde ich sofort in der Klinik anrufen und einen Termin vereinbaren.

Zeit, sich mit den Methoden noch einmal auseinander zu setzen. Ich hatte bereits im Internet gelesen, dass man es unter Vollnarkose oder aber örtlicher Betäubung machen lassen kann. Will man wirklich dabei sein, wenn es passiert? Es mag ja Menschen geben, die so hart sind oder denen es so egal ist, was da gemacht wird, dass sie es schaffen, bei dem Eingriff voll anwesend zu sein. Ich gehörte jedoch wahrhaftig nicht dazu und entschied mich daher für die Vollnarkose.

Zum einen gibt es die Absaugung. Dies sollte die schonendste Methode von allen sein. Dabei wird eine dünne Kanüle über die Scheide in die Gebärmutter eingeführt und das Schwangerschaftsgewebe abgesaugt. Der Eingriff könnte ambulant durchgeführt werden und würde nur fünf bis zehn Minuten dauern aber für ziehende, krampfartige Schmerzen sorgen, die einem starken Regelbeginn gleichen sollten.

Eine weitere Methode stellte den medikamentösen Abbruch mit dem Mittel Mifepriston dar. Dies war ein künstliches Hormon, welches die Wirkung des Schwangerschaftshormons Progesteron blockieren sollte und die Schwangerschaft so nicht weiter bestehen könnte. Es würde zu einer Blutung und Kontraktionen der Gebärmutter ähnlich einer natürlichen Fehlgeburt kommen.

Die Tablette würde man unter ärztlicher Aufsicht einnehmen und könnte anschließend die Klinik verlassen. Die darauf folgende Blutung würde einen oder zwei Tage später eintreffen, einer starken bis normalen Menstruation gleichen und meist sieben bis zwölf Tage dauern. 36 bis 48 Stunden nach der Einnahme von Mifepriston müssten zusätzliche Hormone (Prostaglandine) eingenommen oder als Zäpfchen in die Scheide eingeführt werden.

Dies sollte bewirken, dass sich die Gebärmutter zusammenzieht und das Schwangerschaftsgewebe ausgestoßen wird. Nach etwa sieben bis vierzehn Tagen müsste man zur Nachuntersuchung, um zu kontrollieren, ob der Abbruch erfolgreich war.

Eine letzte Methode wäre die Ausschabung. Hierbei würde ähnlich der Absaugung, das

Schwangerschaftsgewebe ambulant unter Vollnarkose ausgeschabt werden. Diese Methode wurde jedoch in der Einrichtung meiner Wahl und auch in der Umgebung nicht angeboten.

Da ich persönlich die Blutung und Ausscheidung des Gewebes oder gar des Fötus nicht miterleben wollte, entschied ich mich dafür, die Absaugung machen zu lassen. Ich sprach mit deinem Vater darüber. Er meinte, dass er gar nicht daran denken könnte, was da mit mir gemacht werden würde. Er hatte wahnsinnige Angst, dass ich ihn nach dem Abbruch hassen würde. Aber er konnte doch nichts dafür. Warum also sollte ich ihn hassen? Das konnte ich mir überhaupt nicht vorstellen.

Sicher war ich ein wenig sauer darüber, dass ich das alles doch irgendwie allein durchstehen und organisieren musste aber ich hatte doch keine andere Wahl. Nie im Leben hätte ich gedacht, dass ich mit so vielen Dingen konfrontiert werden würde, ehe es überhaupt zu der Durchführung käme. Irgendwie hatte ich es mir „leichter" vorgestellt, gedacht, dass vielleicht sogar mein Arzt den Abbruch durchführen könnte, aber ich wurde eines Besseren belehrt.

Woher sollte man solche Sachen auch wissen, wenn man sie nicht selbst schon einmal erlebt hatte? Zum einen war es ja richtig, dass man sich intensiv damit beschäftigen musste. Nicht allein deswegen, um genügend Zeit zu haben, darüber nachzudenken. Aber auf der anderen Seite war eben diese Zeit auch psychisch sehr belastend.

Der Körper veränderte sich, wurde auf Schwangerschaft eingestellt. Die Hormone sorgten oft für Glücksgefühle, in denen man dann eben doch schon mit dem kleinen Mitbewohner im Bauch redete. Man wollte es beschützen, wusste gleichzeitig, dass man sein Leben bald beenden würde und zu allem Überfluss musste ich mit ansehen, wie schon das kleine Herz begonnen hatte, zu schlagen.

Für mich war diese Zeit einfach nur unerträglich und ich hätte mir gewünscht, dass alles schneller von Statten gegangen wäre. Nun sah ich mit Entgeisterung dem nächsten Schritt entgegen, der mir morgen bevorstand. Dem Beratungsgespräch.

Das Beratungsgespräch

Alles hat seinen Preis.
Jeder Mensch lacht anders,
doch alle weinen gleich.

Den Termin für das Gespräch hatte ich auf mittags, 13 Uhr gelegt, damit ich während meiner Pause dort hingehen konnte. So war ich erst mal abgelenkt, bis es soweit war. Bei der Arbeit schaute ich immer wieder auf die Uhr. Umso näher die Zeit heran kam, umso ungeduldiger wurde ich. Halb eins ging ich schon mal in den Aufenthaltsraum, rauchte eine Zigarette, zog mir eine Jacke über und fuhr los.

Es war ziemlich schwer zu finden. Ich war sogar kurz davor, dort anzurufen, um mir beschreiben zu lassen, wo genau es wäre, als ich gerade davor stand. Ich war ziemlich nervös und fühlte mich sehr unbehaglich damit, gleich mit einer mir völlig fremden Person über all das reden zu müssen aber ich brauchte nun mal diesen verdammten Schein. Also riss ich mich zusammen, atmete tief durch und ging hinein.

„Hallo, ich habe einen Termin", sagte ich.

„Guten Tag, Sie werden schon erwartet. Einmal hier um die Ecke", verwies mich die Frau in einen kleinen Raum, der einem Büro in einem Wohnhaus glich. An der rechten Wand befanden sich zwei Stühle aus Rattan, wie man sie aus Katalogen für Wintergärten kennt. In der Mitte ein kleiner runder Glastisch. Zu meiner Linken vor dem Fenster stand ein großer Schreibtisch mit allerhand Informationsbroschüren darauf. Links daneben eine Art Aktenschrank. Jedenfalls vermutete ich, dass sich darin die Akten der einst beratenen Personen befanden.

„Hallo. Sie müssen Helen sein", sagte die nett anzusehende Frau mittleren Alters, kam auf mich zu und reichte mir ihre Hand.

„Ja genau, hallo", antwortete ich und reichte ihr meine ebenso. Sie lächelte.

„Ich bin Elisabeth. Wollen wir uns setzen?"
Ich nahm auf einem der Korbstühle Platz, während sie einen Stift und einen A4 Block holte und es mir gleich tat.

„Wollen Sie etwas trinken?" Ich schüttelte den Kopf. „Nein, danke."

„Das wollen die Wenigsten", gab sie schmunzelnd zurück und goss sich selbst etwas ein.

„Erzählen Sie mir, warum Sie hier sind. Etwas über sich und Ihre Situation, wieso Sie nun diesen Weg gehen wollen. Ich werde nicht darüber urteilen, ich werde nur zuhören und wenn Sie es wüschen, im Anschluss meine Meinung äußern. Wenn nicht, dann nicht."

Sie hatte solch ein warmherziges Lächeln, dass

ich ihr sofort vertrauen musste und begann, ihr meine Geschichte zu erzählen. Sie unterbrach mich mit keinem Wort, hörte mir aufmerksam zu und machte sich ein paar Notizen. Ich erzählte ihr von meinem Leben, meinem Exmann, meinen Kindern und deinem Vater.

Wie sehr wir uns gewünscht hätten, dich behalten zu können aber in der gegenwärtigen Situation keine Chance darin sahen, dir auch nur ansatzweise irgendetwas bieten zu können. Nach etwa zwanzig Minuten glaubte ich, ihr alles nötige zugetragen zu haben.

„Nun würde ich doch gern etwas trinken", bat ich. Umgehend goss sie mir Wasser in ein Glas und ich nippte daran. Ich war gespannt, was nun von ihr kommen würde.

„Ich finde, Sie sind sehr erwachsen. Sie haben erkannt, dass ihre Kinder, die schon auf der Welt sind, ihre ganze Kraft fordern und so sehr Sie es auch möchten, sich derzeit nicht für das Ungeborene aufopfern können. Man spürt förmlich Ihren inneren Konflikt zwischen dem, was Sie möchten und dem, was Sie im Moment können. Ich wünschte, Ihnen würde diese Erfahrung erspart bleiben. Vielen Mädchen, die hier her kommen, zeige ich Möglichkeiten auf, gerade finanzieller

Natur, wie sie es eben doch schaffen könnten, alles unter einen Hut zu bekommen. Ihre Situation jedoch ist so verquer, dass Sie nur selbst entscheiden können, wie viel Sie noch ertragen. Ich werde Ihnen den Schein aushändigen. Sie müssen nur einmal hier unterschreiben, dass ich Sie über alle Optionen aufgeklärt habe. Haben Sie sich bereits für eine Einrichtung und Methode entschieden?", hakte sie nach. Ich nickte und gab ihr Auskunft.

„In Ordnung. Ich wünsche Ihnen alles Gute und hoffe, dass Sie das alles gut verarbeiten und irgendwann wieder nach vorn schauen können. Wenn Sie nach dem Eingriff Redebedarf haben, können Sie jederzeit herkommen. Wir sind auch in der Nachsorge für Sie da. Manchmal ist es auch einfach leichter, mit jemand Unbeteiligtem zu sprechen."

„Ich danke Ihnen, auf Wiedersehen!"

Auch das hatte ich mir anders vorgestellt. Ich war darauf eingestellt, dass mir diese Dame versuchen würde auszureden, was ich vorhatte aber dem war überhaupt nicht so. Ich fühlte mich verstanden, aufgehoben, ja fast wohl dabei, mit ihr darüber reden zu können. Vielleicht war es wirklich etwas anderes, mit jemandem zu sprechen, der eben nicht involviert war. Es war okay. Ich fühlte mich erleichtert.

Ich ging zu meinem Auto und setzte mich hinein, legte den Schein zu meiner Überweisung ins Handschuhfach und suchte die Broschüre mit der Telefonnummer der Klinik heraus. Einen kurzen Moment hielt ich inne, bevor ich die Nummer wählte. Zwischen dem Beratungsgespräch und dem letztendlichen Termin müssten drei volle Tage verstreichen. Deswegen bekam ich erst vier Tage später einen.

Man fragte mich, welche Narkose ich wollte, für welche Methode ich mich entschieden hatte und erklärte mir, dass ich ab dem Vorabend nicht mehr essen und Stunden vor dem Eingriff nichts mehr trinken durfte, welche Unterlagen ich mitbringen müsste und ob ich eine Begleitperson hätte. Die hatte ich, deinen Vater.

Gleich danach rief ich bei der Krankenkasse wegen der Kostenübernahme an. Dies sei nämlich nicht selbstverständlich und komme auf das Gehalt der Patientin an. Ich sollte am nächsten Tag nach der Arbeit mit einem Gehaltsschein vorbeikommen.

Wäre das auch schon mal erledigt gewesen.

Langsam fühlte ich mich dem unschönen Ziel etwas näher. Noch vier Tage. Den Rest des Tages versuchte ich mich mit meiner Arbeit abzulenken, dachte jedoch immer wieder über das Gespräch nach, denn wenn man es genau betrachtete, musste sie meiner Meinung gewesen sein. Dies nahm mir wenigstens ein kleines Stück meiner Selbstverachtung.

Die Krankenkasse

Verständnis für andere aufzubringen,

ist oft der erste Weg zur Einsicht.

Man sollte doch meinen, dass in der heutigen Zeit wenigstens irgendetwas über normale Kommunikationsmittel ablaufen könnte aber nein, auch hier musste ich persönlich bei der ansässigen Krankenkasse vorsprechen und mein Anliegen vortragen.

Erst einmal durfte ich eine Nummer ziehen, was ich von Krankenkassen überhaupt nicht kannte. Ich suchte mir einen Platz im Wartebereich und schaute bei jedem Gong zur Anzeigetafel, ob es vielleicht meine Nummer wäre, die endlich angezeigt werden würde. Nach einer dreiviertel Stunde war es soweit. Ich nahm meine Tasche und meine Unterlagen und ging auf den freien Tisch zu, um mich zu setzen.

„Was kann ich für Sie tun?", fragte die Sachbearbeiterin und wieder musste ich erzählen, was mir so unglaublich schwer fiel. Außerdem versuchte ich leise zu sprechen, da die anderen Leute nicht allzu weit entfernt an den anderen Tischen saßen. Diskretion schien hier ein Fremdwort zu sein.

Nachdem ich ihr den Sachverhalt erklärt hatte, rümpfte sie die Nase und ließ sich meine Versichertenkarte aushändigen.

„Aber Sie sind doch gar nicht direkt bei uns versichert. Da müssen Sie sich an ihr Bundesland wenden", sagte sie empört.

„Mein Bundesland ist kilometerweit weg und Sie verstehen sicher, dass es eine dringende Angelegenheit ist, weswegen ich nun nicht mal eben 250km in eine andere Stadt fahren kann. Außerdem wohne ich hier und somit sind Sie für mich zuständig. Ich bitte Sie inständig, mir zu helfen. Die Sache an sich ist doch schon schwer genug." Enttäuschung und Wut machten sich in mir breit und ich war sicher, gleich zu platzen, wenn sie nicht einlenken würde, doch zu meiner Überraschung tat sie genau das.

„Haben Sie denn einen Gehaltsnachweis mit?", erkundigte sie sich nun schon etwas höflicher.

„Natürlich", gab ich erleichtert zurück und holte ihn aus meiner Tasche.

„Dann wollen wir mal sehen, ob wir das zusammen hinbekommen. Dies hier müssten Sie bitte einmal ausfüllen. In der Zeit berechne ich alles." Gesagt, getan. Sie errechnete, dass mir die volle Kostenübernahme zustehen würde, kopierte alles für die Krankenkasse und gab mir die Originale mit. Anschließend faxte Sie alles und gab die Daten in den Computer ein. Ein paar Minuten warteten wir noch auf die Genehmigung, gefolgt

von einem Stempel. Sie drückte mir die Bestäti-
gung in die Hand und wünschte mir noch einen
schönen Tag.

Na also, geht doch. Nun hatte ich alles für den
vermeintlich schlimmsten Tag in meinem Leben
beisammen.

Der
Schwangerschaftsabbruch

Als du gegangen bist,
hast du ein Stück von meinem Herzen
mit in den Himmel genommen.

Am Vorabend des Eingriffs standen meine Gedanken nicht still. Ich war nervös, gereizt, wütend und das konnte man mir sehr wohl anmerken. Immer wieder keimten Zweifel in mir auf. Ich las mir zum wohl zehnten Mal die Infobroschüren durch, fragte mich, ob ich das wirklich tun wollte. Schrieb deinem Vater, ob es das Richtige wäre, ob wir es nicht doch irgendwie schaffen würde, doch auch er kam derzeit zu keiner anderen Lösung.

Ich erinnerte mich , dass ich nicht mehr lange Zeit hatte, um noch etwas zu essen, machte mir Toasts, von denen ich kaum einen Bissen runter bekam. Mir war so übel. Ob es nun an der Schwangerschaft lag oder an den Gedanken, was mir morgen bevorstehen würde, konnte ich nicht einordnen. Ich versuchte, mich abzulenken, machte die Kinder bettfertig, packte ihre Sachen, da sie sich nun morgen auf den Weg zu ihren Großeltern machen würden und legte mich zu meiner Kleinen ins Bett, um ihr vorzulesen. Als sie eingeschlafen war, ging ich eine rauchen und beschloss anschließend, ebenfalls zu versuchen, zu schlafen, was mir mit Sicherheit nur schwer gelingen würde.

Ich legte die Hand auf meinen Bauch, sprach in

Gedanken mit dir, entschuldigte mich dafür, dass ich nicht deine Mami werden konnte und dass ich es jetzt schon bereue, dir niemals in deine Augen schauen oder dir über deinen Kopf streichen zu können, nie dein erstes Lachen sehen oder deine ersten Schritte anfeuern würde. Es tat mir so unendlich Leid, dich aus dem Leben reißen zu müssen, und ich wusste, dass ich den morgigen Tag nicht so leicht verschmerzen würde. Unter stummen Tränen schlief ich irgendwann ein.

Mein Wecker klingelte und ich öffnete meine müden Augen, erinnerte mich sogleich daran, was für ein fürchterlicher Tag heute sein würde. Ich wollte nicht aufstehen. Auf meinem Handy sah ich ein paar Mitteilungen meiner Freundinnen, die mir viel Kraft wünschten. Träge raffte ich mich auf, um mich fertig zu machen, ging ins Bad und stellte die Dusche an, essen durfte ich ja nun eh nichts mehr. Mir war so schlecht.

Im Kleiderschrank suchte ich nach etwas Passendem, dass ich nach dieser Prozedur getrost in den Mülleimer werfen konnte, da ich schon jetzt wusste, dass mich nichts daran erinnern sollte. Wider der Anweisung, nicht mehr zu rauchen, tat ich es trotzdem und steckte mir danach einen Kaugummi in den Mund.

„Ich fahre gleich los", schrieb ich eben noch deinem Vater, bevor ich mich ins Auto setzte und zu ihm fuhr.

Eigentlich war ich viel zu abgelenkt, um zu fahren, daher würde er nachher das Steuer übernehmen. Ich hatte solche Angst vor diesem Eingriff, vor den Schmerzen, dem Verlust, einfach vor Allem.

Kaum war ich da, kam er raus. Ich hatte schon auf die andere Autoseite gewechselt.

„Hey", sagte er und gab mir einen Kuss auf die Stirn.

„Hey", erwiderte ich.

„Alles ok?", hakte er nach. Ich nickte nur. Natürlich war nicht alles ok.

Die Fahrt war still. Ich sah aus dem Fenster, die Bäume zogen vorbei. Es war ein trüber Tag, der zum heutigen passte. Noch immer konnte ich nicht fassen, was wir da taten. Die Zeit bis heute schien so endlos und nun war er eher da, als ich es mir gewünscht hatte.

Tränen liefen über meine Wangen. Ich schüttelte

den Kopf voller Unverständnis über das Leben. Wie hart es sein konnte und wie unfair. Gerade musste ich an meine Freundin denken, die schon so lange unverhofft auf ihr Kinderglück wartete. Und ich ? Ich lasse meines einfach wegmachen, nur weil es mir gerade nicht ins Leben passte. Vorwürfe lenkten meine Gedanken.

Als dein Vater sah, dass ich weinte, fuhr er rechts ran, nahm mich in den Arm und fragte, ob er umkehren sollte. Ich sah ihm in die Augen, sah die Verzweiflung darin. Er wusste nicht, was er tun sollte, doch war ich mir sicher, dass die Entscheidung bei mir lag. Er würde dahinter stehen,egal was ich nun antworten würde und dafür liebte ich ihn in diesem Augenblick so sehr. Ich schüttelte den Kopf.

„Fahr weiter", flüsterte ich.

Also fuhr er und wir schwiegen, bis wir am Ziel waren.

Das Gebäude war größer, als ich es mir vorgestellt hatte. Ich nahm meine Unterlagen und wir gingen zur Tür. Man musste klingeln, um herein zu kommen. Eine Treppe höher war ein normal großer Raum mit mehreren Stühlen und einem Tisch in der Mitte. Von diesem Raum gingen mehrere andere ab. An einer Tür las ich: Anmeldung, doch der Raum war besetzt.

Außer uns waren noch drei oder vier Leute da, wir setzten uns. Zu unserer Rechten saßen ein junger Mann und eine Frau mittleren Alters. Hin und wieder schimpfte sie auf ihn ein. Ich nahm an, dass dies entweder seine oder die Mutter seiner Freundin war.

Zu unserer Linken saß eine junge Frau, die wohl ebenfalls auf die Anmeldung wartete.

„Kommt ihr?", rief eine zarte Stimme aus Richtung Ausgang. Der junge Mann und die Frau standen auf und gingen zu dem Mädchen, dass ich vielleicht achtzehn Jahre geschätzt hatte. Sie machte ein etwas trauriges Gesicht aber ansonsten schien es ihr gut zu gehen. Wahrscheinlich hatte sie den Eingriff schon hinter sich.

Die Anmeldung war wieder frei und die junge, dunkelhaarige Frau ging hinein. Eine andere rothaarige setzte sich auf ihren Platz. Nun war ich an der Reihe. Ich deutete deinem Vater, sitzen zu bleiben.

„Hallo, ich habe einen Termin", sagte ich und nannte meinen Namen.

„Versicherungskarte, Überweisungsschein, Kostenbescheinigung bitte. Und ihre Blutgruppe." Meine Blutgruppe? Also davon hatte mir bisher keiner etwas gesagt.

„Einen Moment bitte", erwiderte ich und reichte ihr schon mal die übrigen Sachen. Gut, dass ich irgendwo in meinem Portemonnaie einen Blutgruppenausweis hatte.

„Die Überweisung ist abgelaufen", stellte sie fest.

„Wie bitte?", fragte ich schockiert. Panik stieg in mir auf. Wenn es heute nicht gemacht werden würde, würde ich sicher nicht noch einmal den Mut aufbringen können, herzukommen.

„Ist nicht so schlimm, wir holen uns eine."
Gott sei dank.

„Setzen Sie sich noch einen Moment. Sie werden gleich für das Vorgespräch abgeholt."

Mir wurde es immer schlechter. Diese Warterei machte einen ganz kirre. Am Liebsten wäre ich einfach nur raus gerannt. Mein Herz schlug bis zum Hals und mein Magen knurrte. Wie es mir wohl danach gehen würde?

„Kommen Sie bitte?", rief eine Stimme in unsere Richtung und wir folgten ihr bis zu einem kleinen Raum, in dem wir auf den Anästhesisten und die Ärztin warten sollten.

„Guten Tag", sagte ein Mann mittleren Alters und

reiche uns die Hand. Gut war dieser Tag gewiss nicht.

„Hallo", erwiderten wir. Er klärte mich über die Vollnarkose auf, stellte mir Fragen über Allergien oder etwaige bekannte Krankheiten, ob ich Medikamente nehmen würde und stellte mir schlussendlich einen Becher Wasser hin. Er reichte mir eine Tablette, die die Schmerzen danach im Zaum halten sollten und sah deinen Vater an, der mittlerweile ziemlich blass geworden war.

„Ist alles in Ordnung?" Er nickte.

Nun kam die Ärztin herein, die den Eingriff durchführen würde und begrüßte uns. Sie erklärte ausführlich die Methode und klärte mich über Risiken und Nachwirkungen des Eingriffs auf. Ich nickte nur. In Wirklichkeit hatte ich nicht mal alles verstanden. Wie sollte man bitte in diesem Moment das Gehirn für solche Sachen einschalten können, wo einem so viel anderes durch den Kopf ging. Ein Vorgespräch ein paar Tage zuvor wäre meines Erachtens nach die bessere Wahl gewesen.

„Sind Sie sich sicher, dass Sie das tun wollen?", donnerte ihre Frage in meinen Kopf und am Liebsten hätte ich ganz laut nein geschrien. Ich sah erst deinen Vater an, dann die Ärztin und sagte schlussendlich: „So sicher man sich eben sein kann."

Von nun an musste ich den Weg allein gehen. Dein Vater durfte mich nicht weiter begleiten, was mir einen ziemlichen Stich versetzte, da ich angenommen hatte, dass er da sein würde, wenn ich wieder aufwache. Fehlanzeige. Ich gab ihm einen Kuss und folgte der Ärztin.

Sie öffnete die Tür, schon kam uns eine Arzthelferin entgegen, die mich soweit vorbereiten sollte. In diesem sogenannten Aufwach- und Ruheraum standen vier Betten. Zwei davon waren bereits belegt. Die eine Frau lag auf der Seite und schien fest zu schlafen, die andere lag auf dem Rücken und verzerrte schmerzerfüllt ihr Gesicht.

„Hier können Sie ihre Sachen unterbringen", sagte die Arzthelferin und zeigte auf Reihe von Spinds, die man abschließen konnte.

„Legen Sie bitte alles dort hinein, ziehen Sie sich bis auf ihren Schlüpfer aus, gehen Sie noch einmal auf die Toilette, nehmen sich anschließen eine der Binden, die dort stehen und positionieren Sie diese mittig in ihrer Unterwäsche. Sagen Sie Bescheid, wenn Sie soweit sind."

Auf der Toilette ließ ich mir noch einen Augenblick Zeit, atmete tief durch. Ich hatte definitiv nicht damit gerechnet, hier anderen Frauen zu begegnen, die dasselbe machten, die wussten , was ich tat und mich in meiner Unterwäsche sehen würden. Sicher, wir waren alle aus demselben Grund hier und dennoch überfuhr mich solch ein Schamgefühl dabei.

Ich ging wieder in den Ruheraum und setzte mich auf meine Bettkante. Die Frau, die eben noch auf dem Rücken lag, hatte sich nun auf die Seite gelegt. Sie zog die Luft ein und hielt sich ihren Bauch, stöhnte leise vor Schmerzen. Ob es mir auch gleich so ergehen würde?

„Sind Sie soweit?", fragte die Arzthelferin.

Ich nickte, stand auf und folgte ihr. Über der Tür hing eine große Uhr. Ich weiß nicht warum, aber ich prägte mir die Zeit ein. Es war fünf Minuten vor elf. Man sagte mir, ich solle meine Unterwäsche ausziehen und mich bequem hinlegen. Bequem war wohl ein schlechter Scherz.

Ich tat, was man mir sagte, lehnte mich zurück auf das kalte Metall. Wie bei meiner Blinddarm-OP, dachte ich. Man half mir, die Beine in die Stützen zu legen, wie man es vom Gynäkologen kannte. Eine sehr junge Schwester bedeckte meinen Intimbereich mit einem Tuch und versicherte mir, dass es nur noch einen kurzen

Moment dauern würde. Dann wandte sie sich wieder ihrem Gespräch mit der Arzthelferin zu. Ich fühlte mich so verdammt allein. Tränen stiegen mir in die Augen, die ich versuchte, hinunterzuschlucken.

„Hi. Ich bin es wieder, Ihr Anästhesist. Ich werde Ihnen schon mal den Zugang legen und dann geht es gleich los. Es wird einmal kurz piksen." Es tat nicht sonderlich weh . Er streckte meinen Arm zu sich aus und fixierte ihn. Den anderen Arm sollte ich an meinen Körper legen.

Nun kam die Ärztin herein und die Schwester verließ den Raum. Ich zählte vier Leute. Den Anästhesist, die Arzthelferin, eine Frau, die nun an meinem Kopfende stand und die Ärztin mit einem Ultraschallgerät in der Hand, mit dem sie durch ziemlich schmerzhaftes Drücken auf meinem Unterleib versuchte, den Fötus zu ausfindig zu machen.

„Ja", sagte sie, als wäre sie dabei erfolgreich gewesen. Es war da. Und es lebte. Für noch etwa eine Minute.

„Was wollen Sie denn schönes träumen?", fragte die Frau an meinem Kopfende. Soll das ein Witz sein?

„Gar nichts", gab ich wütend zurück.

„Zählen Sie einmal von zehn Rückwärts", sagte sie nun. Ich wollte es nicht, aber ich tat es. Gleich würde es vorbei sein. Gleich würden sie allem ein Ende bereiten. Was hatte ich getan?!

***

Ich öffnete die Augen, brauchte einen Augenblick, um zu registrieren, wo ich war und passiert sein könnte. Mein Blick glitt zu der großen Uhr. Zwanzig nach elf. Fünfundzwanzig Minuten waren gerade einmal vergangen. War es vorbei?

Ein Ziehen machte sich in meinem Unterleib breit. Ich legte meine Hand darauf und fühlte nichts. Nichts mehr von dem, was dort vor einer halben Stunde noch gewesen war. Tränen rollten aus meinen Augen über meine Wangen und ich begann zu schluchzen. Kein Halten mehr. Alles brach über mich herein. Unendliche Leere, Trauer, Scham und Vorwürfe, alles auf einmal. Die Schwester kam angelaufen.

„Sie weinen ja. Ach herrje, das kann schon mal passieren." Für diesen Spruch hätte ich ihr am Liebsten eine reingehauen. Sie reichte mir Taschentücher und betätschelte mich. Ich hob meine Hand, um ihr zu verdeutlichen, dass ich das nicht wollte.

„Beruhigen Sie sich erst einmal", sagte sie und stellte mir eine Tasse Tee und zwei Kekse auf das Tablett.

„Nehmen Sie sich die Zeit, die Sie brauchen", warf sie noch hinterher.

„Trinken Sie einen Schluck und essen Sie etwas. Wenn Sie soweit sind, sagen Sie bitte Bescheid. Dann begleite ich Sie zur Toilette, es sollte nicht stark bluten."
Als wenn mir jetzt nach Essen oder Trinken wäre. Ich wusste, dass sie es nur gut meinte aber ich wollte nur eins, und dass war so schnell wie möglich hier zu verschwinden.

Aus dem Augenwinkel sah ich die junge Frau, die sich vorhin noch vor Schmerzen krümmte. Sie war im Begriff, zu gehen. Sie lächelte. Wie konnte sie lächeln? Hatte sie nicht dasselbe erlebt wie ich? War sie nicht genauso traurig darüber, dass sie einen Teil von sich hat aufgeben müssen?

„Danke für alles", hörte ich sie noch sagen, ehe sie verschwand. Danke für nichts, dachte ich.

Ich versuchte, mich zusammen zu reißen. Das letzte, was ich wollte, war noch länger hier zu verweilen aber ich wusste, dass sie mich so nicht gehen lassen würden. Also nahm ich einen

Schluck aus der Tasse, aß einen verdammten scheiß Keks, stand auf, holte meine Sachen und ging ins Bad. Es blutete nicht stark, wie sie sagte, also zog ich mich an und ging wieder hinaus,

„Eigentlich dürfen Sie nicht allein aufstehen", sagte die Arzthelferin vorwurfsvoll.

„Ich möchte gehen", erwiderte ich.

„Setzen Sie sich noch einen Moment. Ich hole die Papiere."

Wo vorhin noch die dunkelhaarige Frau lag, lag nun die Rothaarige von vorhin, aus dem Warte-zimmer und sah mich an. Ich setzte mich auf einen der Sessel am Fenster und versuchte an ir-gendetwas anderes zu denken. Was mein Liebster wohl gerade machte? Ob er ich sorgte?

„Du siehst so traurig aus", stellte die Rothaarige gekonnt fest.

Ich glaubte, gleich auszurasten. War den Frauen das hier alles so egal, dass sie nicht genauso empfanden, wie ich es tat?

„Ich bin ja auch traurig", entgegnete ich, „du etwa nicht? Ich meine, es ist ja nicht so, dass ich das hier gewollt hätte!", fügte ich etwas barsch hinterher.

„Was für manche von euch scheinbar nur Er-leichterung ist, ist für andere Verzweiflung", setzte ich noch obendrauf. Nun stiegen ihr ebenfalls Tränen in die Augen, und das war meine Schuld.

„Tut mir leid", sagte ich gefühlvoll.

„Nein, ist schon gut. Du hast ja Recht." Sie lächelte mitleidig. Das war wohl das Letzte, was ich gebrauchen konnte – Mitleid. Immerhin hatte ich mir das alles ja selbst zuzuschreiben.

Endlich kam die Schwester mit den Unterlagen. Sie drückte mir einen Umschlag in die Hand, in dem sich neben meiner zweitägigen Krankmeldung noch ein Zettel für Notfälle befand, ein Fragebogen, die ich ausfüllen und zurückschicken könnte und eine Anweisung, was ich in den nächsten Tagen und Wochen vermeiden sollte. Außerdem musste ich unter ihrer Aufsicht zwei Tabletten Antibiotika nehmen, ehe ich endlich gehen durfte.

„Ich wünsche dir alles Gute", sagte die Rothaarige.

„Das wünsche ich dir auch", erwiderte ich schwermütig. Schon jetzt wusste ich, dass ich sie niemals vergessen würde.

„Kommst du bitte?", rief ich meinen Freund, der sofort hochfuhr und zu mir eilte.

„Ist alles in Ordnung? Geht es dir gut?", fragte er besorgt.

„Lass uns bitte einfach hier verschwinden", flehte ich und wir gingen schnell zum Auto und setzten uns hinein. Augenblicklich begannen die Schmerzen. Es zog und pikste. Sie waren heftig und ich krümmte mich. Fragend sah er mich an.

„Fahr einfach los, bitte!" Also fuhr er los.

Die Zeit danach

Man kann nicht lächelnd
in die Zukunft schauen, wenn die Augen
noch voller Tränen
der Vergangenheit sind.

Im Rückspiegel wurde die Klinik immer kleiner. Ich versuchte, mich irgendwie von diesen verdammten Schmerzen abzulenken, wechselte mehrmals meine Sitzposition, aber es tat so weh. Geschieht dir ganz recht, sagte ich in Gedanken zu mir selbst. Ich sprach kein einziges Wort.

Vor meinen Augen spielte sich immer wieder dieselbe Szene ab. Die Ärztin mit dem Ultraschallgerät auf meinem Bauch, dieses klitzekleine Wörtchen: „Ja", als es noch da war, als sie es gefunden hatte, als es noch lebte. Und nun trat Schmerz an jene Stelle, wo eben noch Leben im Beginn war, zu wachsen. Ich fühlte mich fürchterlich.

Immer wieder blickte er vom Lenkrad her zu mir herüber. Er wusste nicht, was los war, wie hätte er es auch wissen sollen, hatte er das alles doch nicht so intensiv erlebt, wie ich es tat. In diesem Moment beneidete ich ihn darum. Und selbst das tat mir leid. Ich hasste ihn nicht. Er konnte ja nichts dafür und doch war ich irgendwie sauer auf ihn, weil ich das alles allein bewältigen musste. Angefangen beim Test, über die Arzt- und Behördengänge bis eben hin zu diesem Eingriff jetzt. Es würde immer zwischen uns stehen.

Allein, so hatte ich mich gefühlt und fühlte ich mich auch jetzt noch. Dennoch wollte ich im Moment nicht mit ihm darüber sprechen. Ich konnte es nicht. Mir war bewusst, dass er Fragen hatte, doch ich konnte ihm nicht einmal zuhören und so fuhren wir einfach weiter.

Ich sah gedankenverloren aus dem Fenster, jede Minute kam mir wie eine Stunde vor. Wann würden wir endlich da sein.

„Hast du Hunger?", riss er mich aus meinen tiefen Gedanken. Ich nickte.

„Ein wenig." Immerhin hatte ich heute noch nichts zu mir genommen und es war bereits nach zwölf. Er hielt auf dem Parkplatz eines Supermarktes.

„Möchtest du etwas Bestimmtes?"
Ich schüttelte den Kopf. Er öffnete die Autotür und ging.

Plötzlich löste sich alle Anspannung, ich war allein. Die Tränen überfluteten mein Gesicht, das Schluchzen ließ sich nicht aufhalten. Ich weinte, ich weinte so sehr. Abermals öffnete sich die Tür. Ich konnte das Entsetzen in seinem Blick förmlich spüren.

„Komm her", sagte er und wollte mich in den Arm nehmen. Erst wehrte ich mich dagegen, doch dann ließ ich es zu, für einen kurzen Moment jedenfalls.

„Fahr bitte weiter", sagte ich leise. Ich wollte einfach nur nach Hause.

***

Dort angekommen legte ich mich in sein Bett und wollte einfach nur meine Ruhe. Es war schwierig, da er bei seinen Eltern wohnte und so etwas wie Ruhe gab es dort nicht. Ich fragte mich, warum ich mich eigentlich nicht dazu entschlossen hatte, bei mir zu Haus zu sein. Allein.

Hier konnte ich mich in keiner Sekunde damit auseinander setzen, was geschehen war. Ich konnte weder weinen, noch mit jemandem sprechen, noch großartig etwas machen, weil ich mich ja schonen sollte, eigentlich konnte ich nichts mit mir anfangen.

Nach zwei Tabletten ließen die Schmerzen langsam nach. Ich blutete jedoch schon etwas stärker, etwa wie am Anfang der Periode. Es war unangenehm, Binden benutzen zu müssen, wo ich doch sonst immer Tampons bevorzugte. Doch so musste es wegen der Infektionsgefahr nun mal sein.

Der Tag schien etliche Stunden zu haben. Ich sah

mir einen Film an, beantwortete Nachrichten meiner Freundinnen und Familie kurz und knapp. Am nächsten Tag würde ich irgendetwas tun müssen, um mich weiterhin abzulenken. Sonst würde ich noch durchdrehen.

***

Es war das Erste, was mir am nächsten Morgen in den Sinn kam. Hatte ich das wirklich getan? War es echt? Die Schmerzen holten mich sogleich auf den Boden der Tatsachen zurück. Ich nahm eine Tablette und blieb noch eine Weile liegen, um zu realisieren, was passiert war.

„Alles in Ordnung?", fragte er verschlafen und küsste meine Schulter. Ich nickte. Nein, natürlich war nichts in Ordnung aber was hätte ich schon sagen sollen. Ich wusste es nicht und hatte auch keine sonderlich große Lust, darüber zu reden. Schweigen erschien mir daher wesentlich sinnvoller und so zog ich es auch den ganzen Tag durch. Am Nachmittag ging ich in der Firma meinem Zweitjob nach, packte verschiedene Sachen aus und versuchte, nicht mehr daran zu denken, ehe ich nach Haus fuhr.

Es war seltsam zu Haus aber ich war allein und

das war auch gut so. Ich hatte das Gefühl, nun nicht mehr weinen zu können und tat es auch nicht. Stattdessen nahmen die Blutungen zu, also legte ich mich hin in der Hoffnung, dass sie dann weniger werden würden. Aber so war es nicht. Hatte ich mich übernommen?

Immer, wenn ich aufstand, spürte ich, wie es förmlich herauslief. Hatte sie nicht gesagt, es dürfte nicht sehr stark bluten? Ich war verunsichert. Würde es morgen immer noch so sein, würde ich meinen Arzt anrufen und um einen Termin bitten.

Und genau so kam es. Nachdem ich golfballgroße gallertartige Blutgebilde in die Toilette fallen sah, war ich sicher, dass etwas nicht in Ordnung sein konnte und schaute sicherheitshalber bei meinem Gynäkologen vorbei. Dieser versicherte mir, dass das schon mal sein könne, dass sich Blut eine Weile sammelt und zusammen als solch ein Gebilde abgehen könnte. Laut Ultraschall war alles in Ordnung gewesen.

Die Blutungen wurden in den nächsten Tagen schwächer, die Schmerzen ließen nach und mein Körper fühlte sich allmählich wieder normal, eben unschwanger an.

Der Versuch, so wenig wie möglich darüber

nachzudenken, scheiterte oft. Hin und wieder hatte ich das Gefühl, an diesem Schmerz zu ersticken. Manchmal, wenn alles über mir zusammenbrach, verkroch ich mich und ließ für eine bestimmte Zeit meinen Tränen freien Lauf, und wenn es die Toilette bei der Arbeit war. Es musste sein.

Rückblickend gesehen wäre ich an diesem Tag wohl doch besser allein geblieben, nach Hause gefahren, um mich damit auseinander zu setzen. Die Tatsache, dass ich mich nicht ausweinen konnte, nicht verarbeiten konnte, setzte mir Wochen später immer noch zu. Ich konnte mit niemandem darüber reden, nicht einmal meinen Freundinnen. So sehr hatte ich mich in mich selbst verschlossen. Meine Kinder erinnerten mich jeden einzelnen Tag daran, was ich weggeworfen hatte. Ich hasste mich selbst dafür.

Wann immer ich bei der Arbeit Mütter oder Väter mit Babys sah, musste ich wie automatisch daran denken. Bei nahezu Neugeborenen war es besonders schlimm. Plötzlich wurden einige meiner Freundinnen schwanger. Eine Arbeitskollegin und eben jene, die es schon so lange mit ihrem Freund versucht hatte.

Ich freute mich für sie, das tat ich wirklich aber

in jedem Moment, in denen sie über ihre Beschwerden oder die vielleicht zukünftigen Namen gesprochen hatten, hätte ich sie am Liebsten umgebracht. Es tat weh, ich war neidisch und fürchtete mich schon jetzt vor jenem Tag, an dem eine gute Freundin wie ich die Babys ihrer Freundinnen besuchen musste.

Mein Freund machte in dieser Zeit den Anschein, das alles gut wegzustecken. Er war nicht so schlecht drauf, wie ich seinerzeit und das machte mich wütend. Hatte es ihn wirklich nicht so hart getroffen? Konnte er tatsächlich schon darüber hinweg sein? Natürlich bemerkte er mein verändertes Verhalten, sprach mich oft darauf an, doch ich hatte noch immer keine Ambitionen, darüber zu reden.

Wie sollte ich denn bloß anderen Leuten begreiflich machen, was in mir vorging, wo ich es doch selbst nicht einmal verstand. Sicher hatte ich auch Angst vor der Kritik. Angst, dass sie sagen würden: Du wolltest es doch so, nun musst du damit leben! Und das musste ich auch. Nur wie? Das war die entscheidende Frage.

Wochen verstrichen, ich spielte meine Rolle, tat so, als wenn nichts wäre. Zu Haus las ich oft in Foren mit oder Artikel über jene Frauen, die dasselbe erlebt hatten, wie ich. Einen Satz las ich dabei besonders oft: Du darfst es nicht bereuen, sonst wird es dich weiter fertig machen. Doch wie sollte man das anstellen? Es half ungemein, sich in den Gedankengängen der anderen Frauen wiederzufinden, ich fühlte mich nicht mehr so allein damit und mir wurde klar, dass auch ich irgendwie versuchen musste, darüber hinwegzukommen. Ich versuchte, meine Gedanken zu steuern, führte mir immer wieder die Situation vor Augen und die Ausweglosigkeit, meine Gefühle dabei, doch das reichte nicht. Ich musste mit irgendjemandem darüber reden.

Am Silvestertag entschloss ich mich, es meiner Mutter zu erzählen. Ich fuhr nach der Arbeit etwa zwei Stunden zu ihr, ich fuhr recht langsam, um meine Gedanken zu sortieren, zu überlegen, wie ich es ihr sagen sollte und wie sie es wohl aufnehmen würde. Ich hatte Angst. Aber es musste sein. Wir feierten ein bisschen, hörten Musik, redeten viel. Noch vor dem neuen Jahr wollte ich es ihr beichten also fasste ich all meinen Mut zusammen.

„Mum?", sagte ich so zögerlich, dass sie sofort wusste, dass gleich etwas Schlimmes kommt.

„Ich muss dir da etwas erzählen", fuhr ich fort.

„Bist du schwanger?", fragte sie urplötzlich und ich stellte mir vor, wie dieses Gespräch wohl damals verlaufen wäre.

„Nein, bin ich nicht", antwortete ich und sah ein Funkeln von Erleichterung in ihrem Gesicht.

„Es gibt da etwas, bei dem ich dich angelogen hatte und ich würde dir jetzt gern die Wahrheit erzählen."

„Du kannst über alles mit mir reden, das weißt du doch."

„Na mal sehen, ob du das gleich immer noch sagst", gab ich unsicher zurück.

„Weißt du noch damals, als ich ins Krankenhaus musste, um mir die Zysten entfernen zu lassen?"

Sie nickte. Jetzt oder nie.

„Ich hatte keine Zysten. Ich war schwanger."

Schockstarre. Völlig verwirrt sah sie mich an und brauchte eine Weile, ehe sie überhaupt reagierte.

„Wie meinst du das, du warst schwanger?" Tränen stiegen ihr in die Augen, wahrscheinlich konnte sie sich längst denken, wovon ich sprach.

„Ich war schwanger. Wir hatten uns damals dazu entschlossen, es abtreiben zu lassen. Wir haben einfach keine andere Möglichkeit gesehen, verstehst du? Wir waren doch gerade erst zusammen gekommen. Dann die Trennung, die

Kinder. Wie hätte ich das denn den Kindern begreiflich machen sollen?. Es wäre nicht fair gewesen. Keinem Gegenüber."

Sie nahm mich in den Arm und fragte mich, wie das alles von Statten gegangen war, warum ich nicht mit ihr darüber gesprochen hatte. Sie hätte mir doch zur Seite gestanden und irgendwie hätten wir einen Weg gefunden. Dann wäre sie halt nochmal Oma geworden. Doch irgendwann kam auch sie zu dem Punkt, an dem sie es als die richtige Entscheidung erachtete.

Zum ersten Mal nach diesem Eingriff hatte ich mit jemandem wirklich intensiv darüber gesprochen. Es tat wahnsinnig gut. Ich selbst hatte die Worte gewählt, deren Ansicht ich wirklich war. Dass es nicht fair gewesen wäre, für keinen von uns. Das erste Mal hatte ich verinnerlicht, was ich mir selbst sicher schon an die hundert Male eingeredet hatte. Es war richtig, mich jemandem anzuvertrauen. Man musste darüber reden, um es zu bewältigen.

***

Meine Freundin bekam Zwillinge. Mein erster Besuch stand an und ich hatte wirklich Angst, wie ich auf die Babys reagieren würde. Als ich eintrat, lagen sie im Laufgitter und schliefen. Ich betrachtete sie eine ganze Weile, unterhielt mich mit meiner Freundin über das Mutterdasein, schaute immer wieder zu den Babys.

„Na, auch noch eins?", fragte sie und ich blickte sie ungläubig an. Ich ? Noch ein Baby? Warum eigentlich nicht.

„Vielleicht", gab ich zurück und dachte nach diesem Tag eingiebig über dieses Thema nach. Die Abtreibung hatte eine Leere in mir zurückgelassen, aus der der erneute Kinderwunsch entsprungen war. Ich vermisste es, schwanger zu sein. Meine Mädchen waren ja nun doch schon etwas größer und die Kleine würde bald in den Kindergarten gehen und weit entfernt von einem „Kleinkind" sein. Warum eigentlich nicht? Ich hatte keine Angst mehr davor. Die Babys zu sehen war schon ein Schnitt in mein Herz gewesen, das musste ich mir eingestehen aber auch, dass es wahrscheinlich immer so sein würde. Eine Sache, mit der ich nun leben musste und wer weiß, vielleicht eines Tages, könnte mir eine erneute, echte Schwangerschaft die Leere füllen, die sich derzeit so schwer in meinem Herzen breit machte.
Ich lächelte still.

Nachwort

Bereue nicht, was du einst tatest.
Trage es im Herzen und lerne daraus.

Schwangerschaftsabbruch. Ein Tabuthema der heutigen Gesellschaft, gegen das Demos bestritten und Vorurteile gegen jene Frauen gefällt werden, die es betrifft.

„Abtreibungsgegner", hört man oft in den Nachrichten, doch eben diese Leute können nicht mal ansatzweise verstehen, wie ausweglos die Situationen der Frauen zum Teil sind, die sich dieser Option stellen. Doch auch unter diesen gibt es solche und solche Frauen.

Die, die es nur als einen kleinen nötigen Eingriff sehen, weil ein Baby nun mal gerade nicht in ihr Leben passt. Sie nehmen gern in Kauf, was sie dafür tun müssen, um es „schnell hinter sich" zu bringen und ihr Leben weiterführen zu können ohne jemals zurückzublicken oder sich Gedanken darüber zu machen. Es ist ihnen egal und sie haben keine Probleme damit, es noch einmal zu tun, wenn es sein müsste.

Dann wären noch jene, die sich zwar Gedanken darüber machen und einige Tage abwägen, ob sie es behalten möchten oder eben nicht. Die, die Pro- und Contralisten führen, sich für die Abtreibung entscheiden und im Endeffekt erleichtert sind, dass sie so entschieden haben. Auch diese Frauen haben nach dem Eingriff keine Probleme damit, ihr Leben wie gewohnt und ohne einen Rückblick weiterzuführen.

Dann gibt es noch „Opfer", jene Frauen, die vergewaltigt wurden und eben daraus jenes ungewollte Leben entstanden ist. Psychisch

gesehen wäre es nicht möglich, den Fötus aus-
zutragen und so seinem Peiniger jeden Tag durch
das Baby ins Gesicht zu sehen. Auch hier tritt
verständlicherweise Erleichterung an Stelle von
Verzweiflung.

Was sagen sogenannte Abtreibungsgegner in
solchen Fällen? Vielleicht wären sie der Ansicht,
man könne das Baby austragen und zur Adoption
freigeben, denn es könnte ja schließlich nichts
dafür. Ist es wirklich so einfach? Dennoch haben
diese Frauen ihr Umfeld, Freunde und Familie
oder seien es die Arbeitskollegen, die vehement
auf sie einreden würden.

Dann wären da noch jene Frauen, die sich nichts
sehnlicher gewünscht hätten, als dieses Baby zu
bekommen, damit es ein Teil der Familie wird. Die
Umstände jedoch sind alles andere als normal
oder optimal. Seien es finanzielle oder
körperliche Gründe. Diese Frauen machen sich
jeden einzelnen Tag Gedanken darum, wägen
immer und immer wieder ab, um schlussendlich
zu keinem Ergebnis zu kommen. Eben diesen
Frauen geht es nach einer Abtreibung nicht gut.

Sie kommen weder damit klar, es getan zu
haben, noch können sie ihr Leben wie früher
unbeschwert fortführen. Sie werden stets daran
erinnert werden, sich oft fragen, was es wohl
geworden wäre, welchen Namen sie ihm oder ihr
gegeben hätten, wie alt es jetzt gerade wäre oder
wem es ähnlich sehen würde. Diese Frauen
werden diese Erfahrung ein Leben lang mit sich

tragen und einen Teil von ihnen für immer vermissen.

***

Man sollte sich Zeit nehmen für diese Entscheidung, alles überdenken und nicht leichtfertig damit umgehen. Ebenso sollte man selbstbestimmt entscheiden und sich nichts von anderen einreden lassen. Schlussendlich muss man allein damit fertig werden und damit leben. Man muss es akzeptieren und annehmen und versuchen, das Beste daraus zu machen.

Jede Frau ist unterschiedlich und weiß selbst am Besten damit umzugehen und damit zu leben. Alles ist möglich und ebenso alles ist ok, solange es für einen selbst in Ordnung ist und man nicht Gefahr läuft, daran zu zerbrechen.

Mir wird es immer in Erinnerung bleiben. Es jemals zu vergessen, ist ausgeschlossen. Für mich war es schmerzhaft und einer der schlimmsten Dinge, die ich in meinem bisherigen Leben tun musste. Es wird mich immer auf meinem Lebensweg begleiten, wie ein kleiner Schatten auf meiner Seele.

Trotzdem bin ich heute glücklich, kann lachen und Spaß haben, meinen Kindern in die Augen sehen und für mich behaupten, in der damaligen Zeit das Richtige getan zu haben. Ich bin mir aber auch im Klaren darüber, dass ich es nicht noch einmal tun werde.

Das Wichtigste daran ist, dass man es nicht bereuen darf und sich vorher wirklich damit auseinander gesetzt hat, damit später nicht das böse Erwachen kommt.

Man muss es mit sich nehmen, sich erinnern, es im Herzen tragen. Nur so kann man darüber hinwegkommen.

Denn die Gedanken werden bleiben.

Danksagung

Was wäre die Welt ohne Jene, die zuhören.

Ich danke meiner Familie, die immer für mich da ist und mir ihre Liebe schenkt, wenn ich sie am Nötigsten brauche. Meinen Kindern, weil sie mir an jedem Tag ein Lächeln ins Gesicht zaubern und mein Licht in jeder Dunkelheit sind.

Meinen Freundinnen, mit denen ich über alles reden kann, sie nie versuchen, mich in eine bestimmte Richtung zu drängen, mich zu jeder Zeit unterstützen und mit Rat und Tat zur Seite stehen.

Ich danke meinem Liebsten, der in jeder Sekunde für mich da gewesen ist. Du hast mir Stärke in meinen schwächsten Momenten gegeben und alles von Anfang bis Ende mit mir durchgestanden. Du bist mein Halt und dafür liebe ich dich.

Auch danke ich euch, meinen Lesern.
Dafür, dass ihr meine Geschichte mit mir durchlebt habt. Ich hoffe, dem ein oder anderen in irgendeiner Weise damit geholfen zu haben.

Für alle, die vor dieser Entscheidung stehen:

Habt Mut, seid selbstbestimmt, verliert euch nicht darin und tragt diese Erfahrung bei euch und stets in eurem Herzen.

Nützliche Adressen

www.familienplanung.de
Webseite der Bundeszentrale für gesundheitliche Aufklärung, auf der alle Schwangerschaftsberatungsstellen bundesweit zu finden sind, inklusive Angabe, ob ein Beratungsschein ausgestellt wird.

www.profamilia.de
Nützliche Informationen zur Schwangerschaftsberatung, Abtreibung, Methoden, Fragen und allem drumrum.

www.profamilia.defileadmin/publikationen/Reihe_Koerper_und_Sexualitaet/schwangerschaftsabbruch.pdf
Nützliche Broschüre als PDF über die gesamte Abtreibung.

www.abtreibung.at

www.netdoktor.de/schwangerschaft/abtreibung

www.mifegyne.at

www.dejure.org/gesetze/StGB/218.html

www.familienhandbuch.de